Quando meu coração acelera

Luiza Graziela Santos Dias

Ilustrações de Thaio Conde

R. Doutor Goulin, 1523 Alto da Glória
CEP 80040-280 Curitiba-PR
(41) 3254-1616 e (41) 3558-8001
editorainverso@editorainverso.com.br
www.editorainverso.com.br
Facebook.com/editorainverso
Instagram @editorainverso

COORDENAÇÃO EDITORIAL
Cristina Jones
Editora InVerso

REVISÃO
Carlos W. Jorge

ILUSTRAÇÃO
Thaio Conde

CAPA, PROJETO GRÁFICO E DIREÇÃO DE ARTE
Adriane Baldini

DADOS INTERNACIONAIS DE CATALOGAÇÃO NA PUBLICAÇÃO (CIP)
Mona Youssef Hammoud – CRB/ 9ª 1393

D541q

DIAS, Luiza Graziela Santos. **Quando meu coração acelera.**
Thaio Conde [Il.] - Curitiba: InVerso, 2021
50 p. 20 X 22 cm – PTBR

ISBN: 978-65-89851-37-0

1. Literatura infantil. 2. Ansiedade. 3. Sensações.
4. Emoções. 5. Relação parental. I. Título

CDD: 028.5

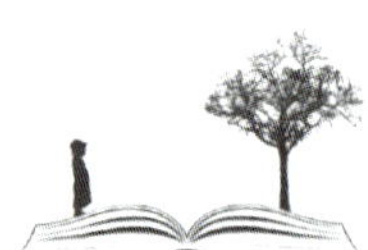

À minha irmã Ana Júlia que sempre me acolheu nos momentos difíceis.

***

Agradeço a todos que confiaram no meu trabalho, a cada paciente que me ajudou a entender como é difícil ser criança em um mundo cheio de julgamentos e falta de tempo.

Em especial, agradeço por toda a paciência e o carinho do meu esposo, Lucas, e meus amigos Lucas Marcoviz e Virgínia, que sempre me incentivaram.

Prefácio

Aurora, que antes era luz, foi se apagando, se escondendo e tentando não ser um problema. A verdade é que depois daquele acontecimento seu coração batia muito forte. Era uma sensação horrível: faltava-lhe o ar, seu corpo todo tremia, mas ela não sabia o que estava acontecendo.

Aurora vem nos ensinar que o diálogo é o melhor remédio para todos os nossos medos e conflitos.

Meu nome é Aurora.

De acordo com a mamãe, significa
"aquela que brilha como o ouro".

Bom, já faz um tempo que faço
de tudo para não ser o centro das
atenções, deixando esse brilho
aí bem escondido.

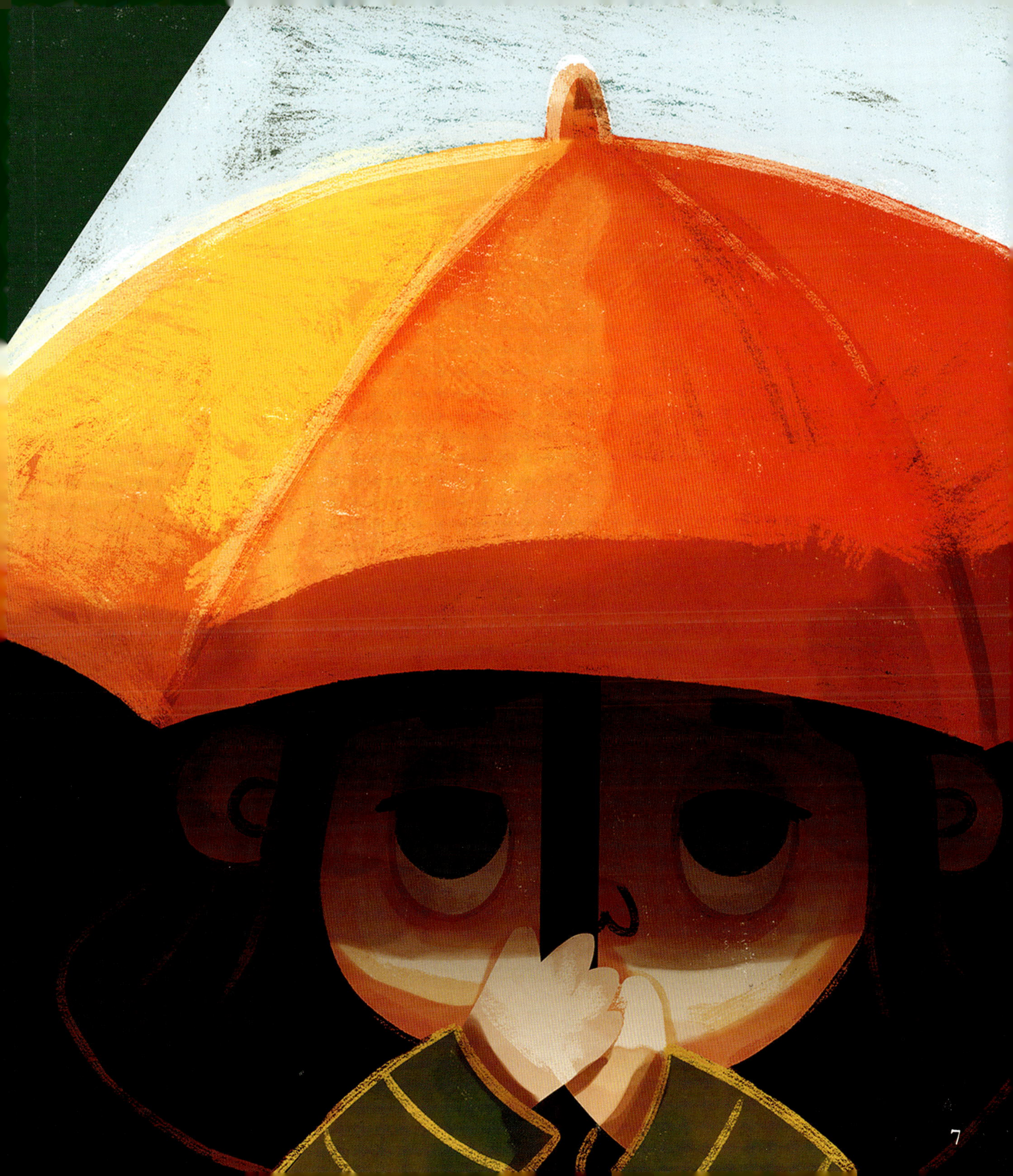

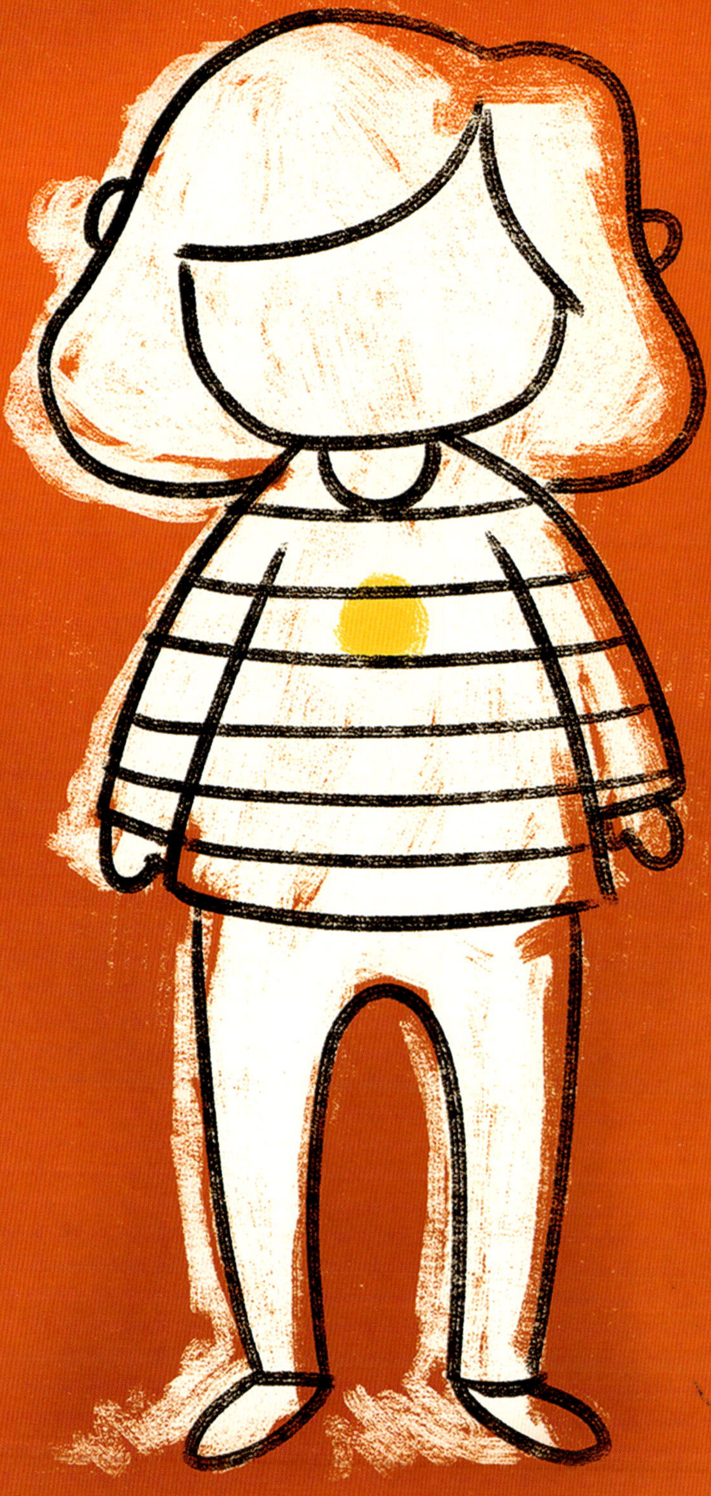

Na verdade, toda vez que estou com muitas pessoas,

meu coração acelera e bate tão forte que parece que vai pular para fora do peito.

Eu costumava gostar de me exibir e chamar a atenção, mas desde aquele dia em que Pedro fez aquela piada sem graça sobre meus óculos, evito toda e qualquer situação em que fique visível.

Deixa eu te contar o que aconteceu.
Bem, uns dias atrás, minha cabeça doía muito, e mamãe decidiu me levar a um médico de nome bem difícil.

Ele viu meus olhos e disse que minha cabeça doía porque meus olhos estavam cansados, e desde então eu preciso usar estes óculos. Lembro-me de que quando o compramos fiquei muito empolgada.

No dia seguinte, ao chegar à escola, estava radiante pelos meus óculos maneiros. Mas ao entrar na sala, o Pedro começou a rir e me chamar de "quatro-olhos".

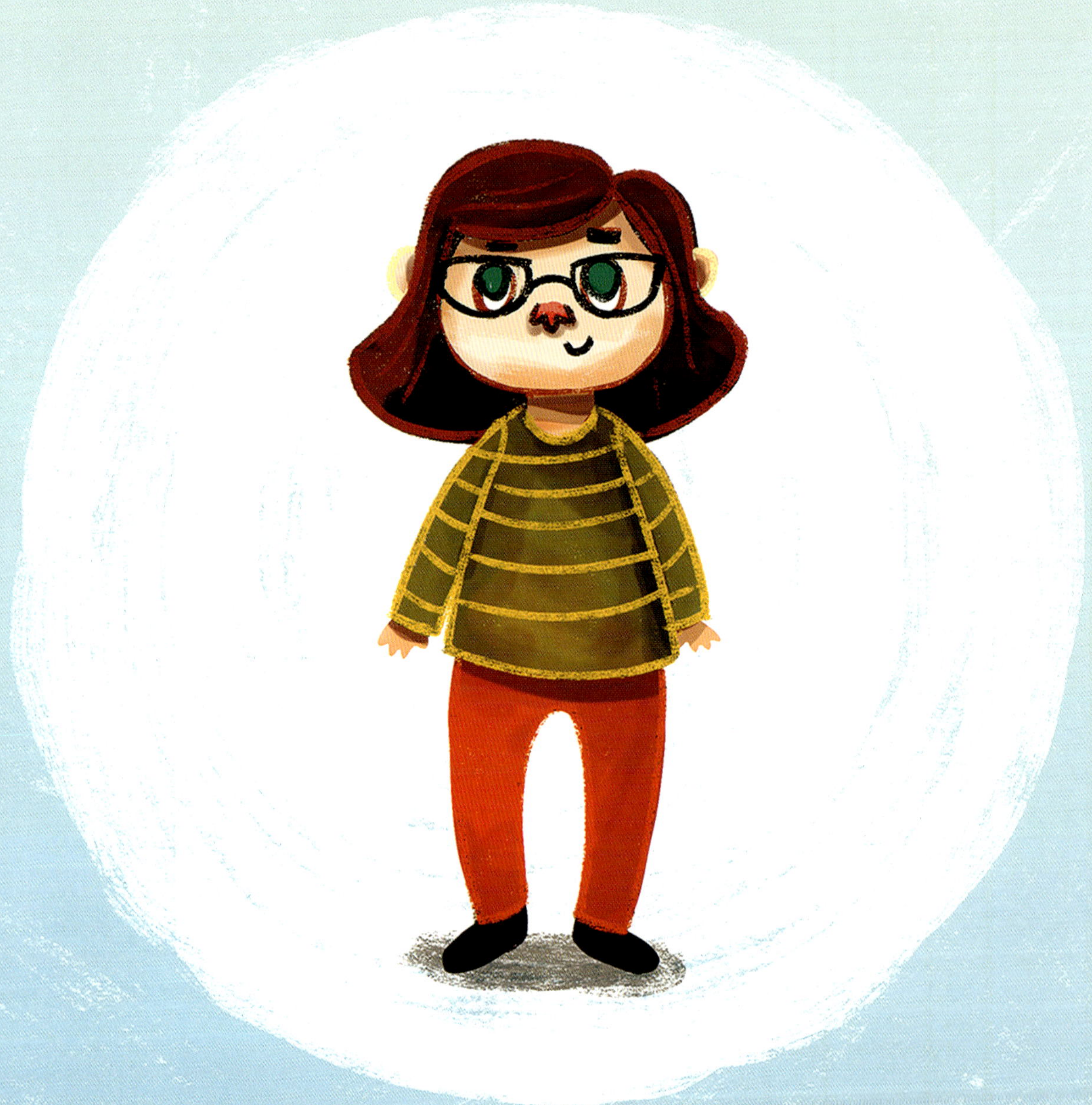

Fiquei muito envergonhada, e todos começaram a rir. Desde então, não vejo a hora de o fim de semana chegar.

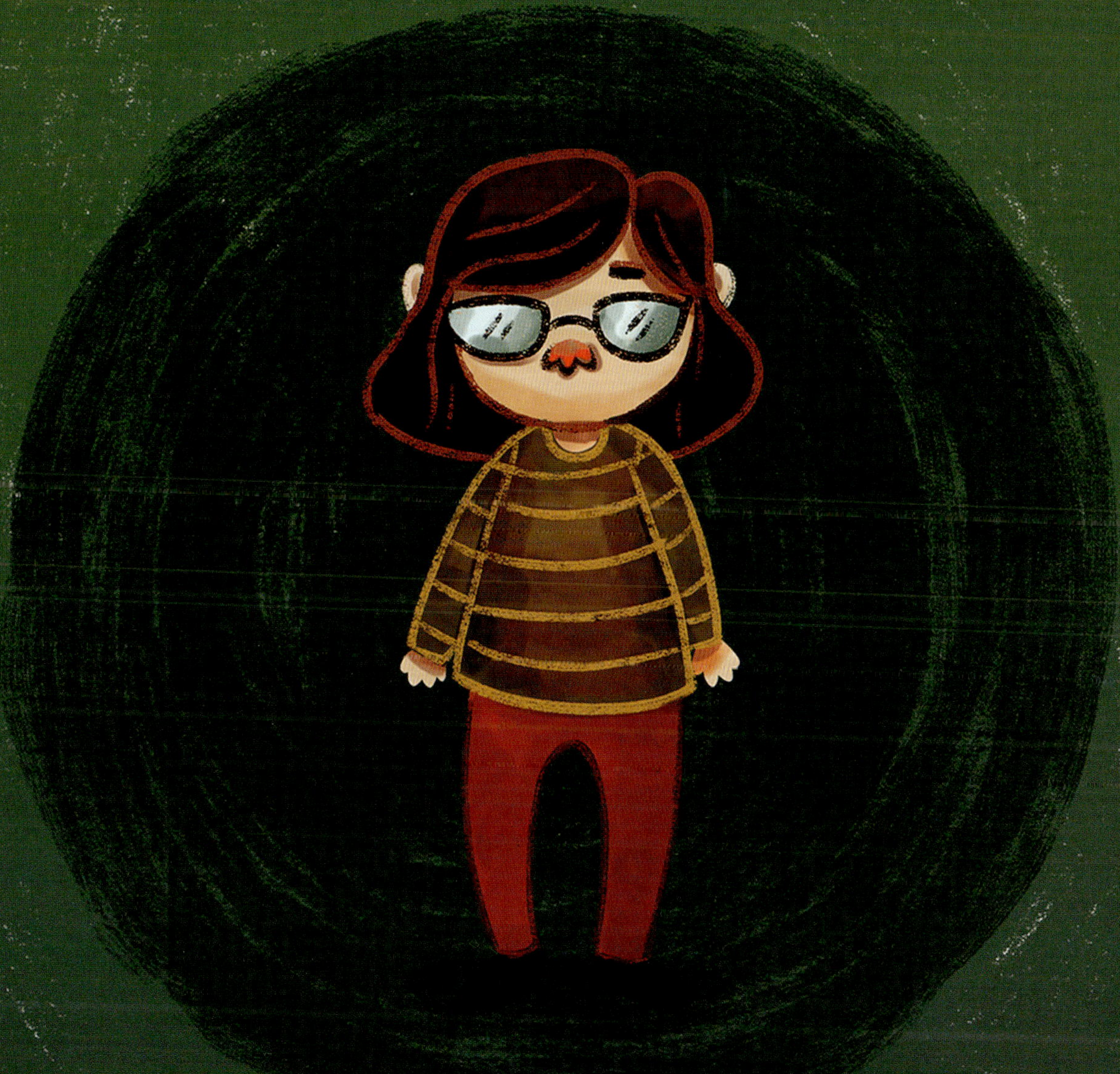

Geralmente, no fim de semana, eu e mamãe ficamos em casa, e posso então ficar bem à vontade. Jogo meu videogame, escuto música, danço e brinco com a minha coleção de carrinhos.

Os fins de semana são muito legais, mas esse não foi. Mamãe inventou de irmos à pizzaria. Até aí, tudo bem; sempre íamos até lá pegar uma pizza.

Mas dessa vez foi diferente.

Mamãe insistiu para que eu saísse do carro, pois não iríamos apenas pegar a pizza, mas, sim, comer na pizzaria, com suas amigas e os filhos delas.

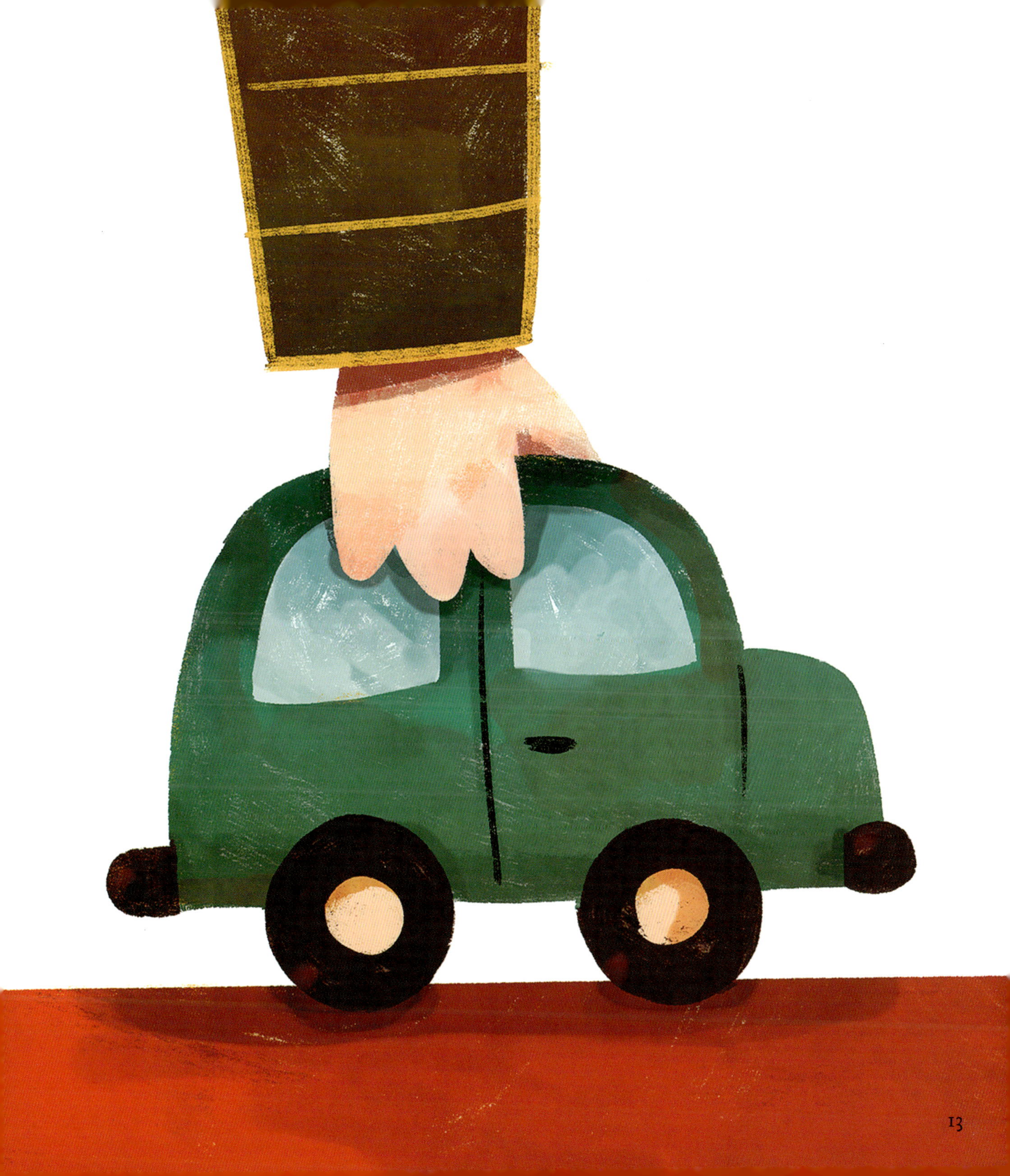

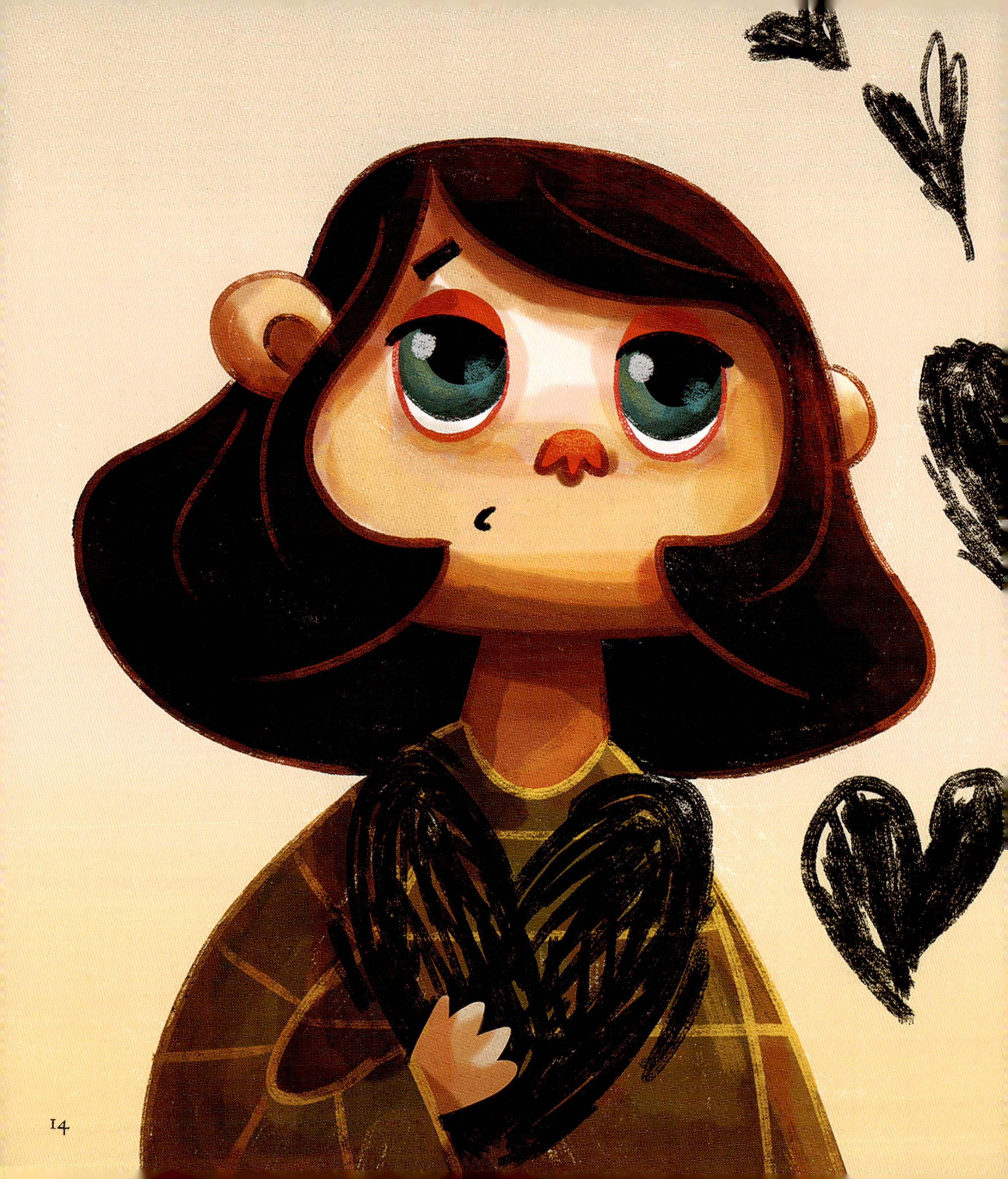

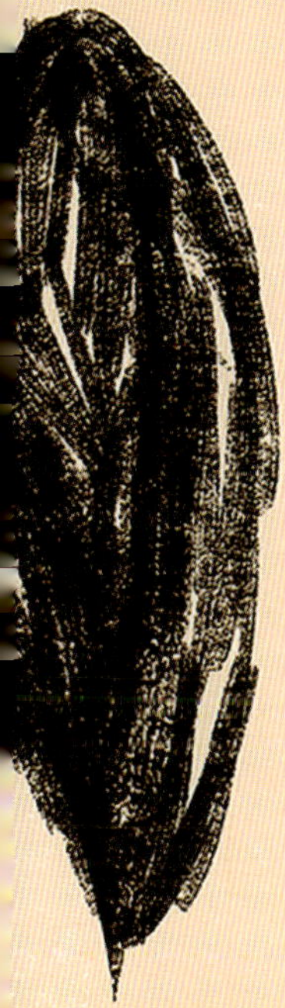

Falei para ela que não queria participar, e que preferia ficar na vovó esperando por ela. Mas, como sempre, ela me disse que isso era bobeira e que era para eu descer logo.

Nesse momento meu coração começou a bater muito, muito rápido, mas desci, pois mamãe já estava ficando brava.

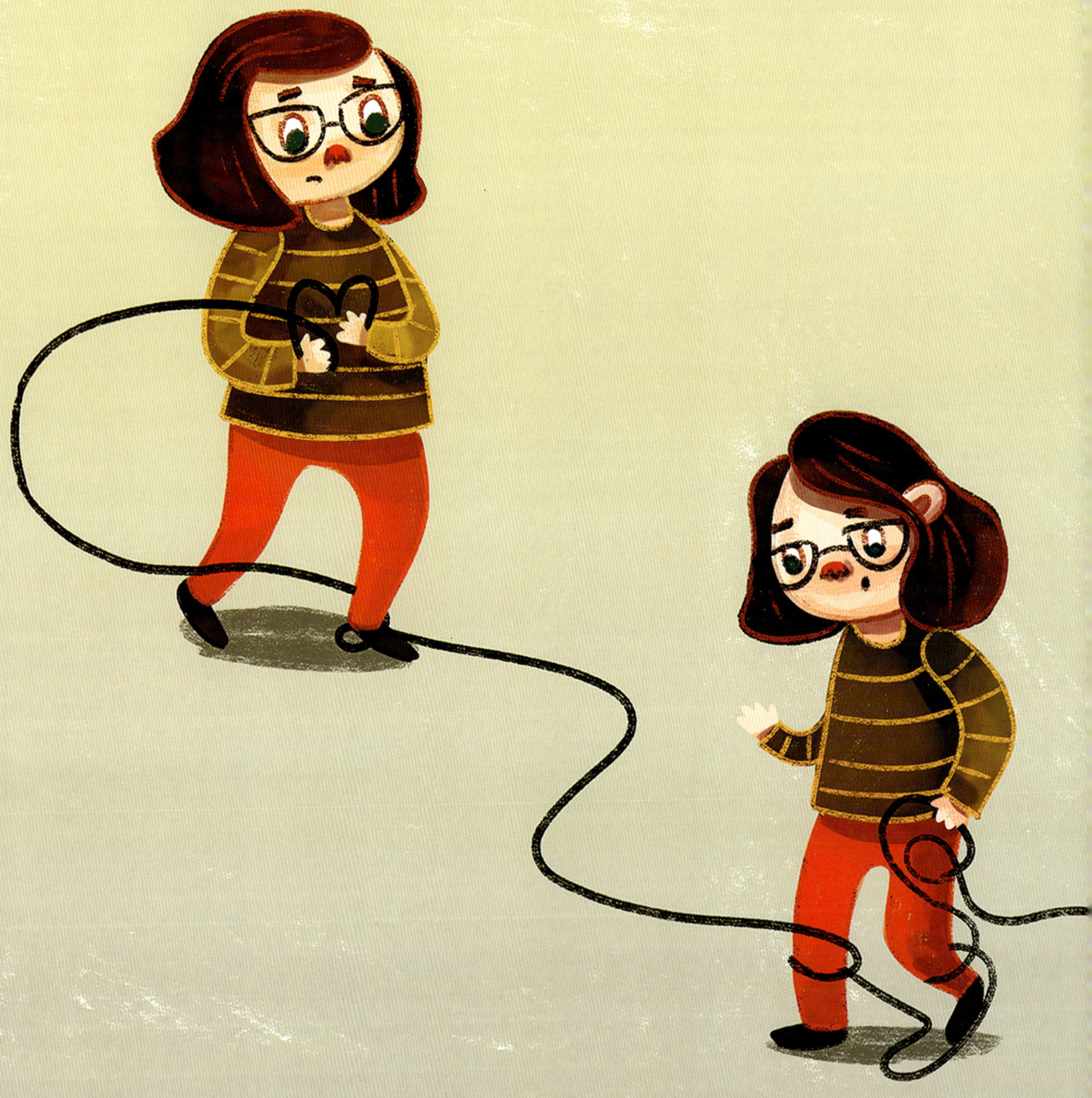

A cada passo que dava em direção à porta da pizzaria, era como se alguém me sufocasse; meu peito apertava bem forte e ficava cada vez mais difícil respirar.

Disse à mamãe que meu peito doía, mas ela disse que eu devia parar de frescura, e que eu andava muito estranha.

Eu estava muito nervosa; comecei a suar frio, e minha barriga parecia estar cheia de borboletas dançando.

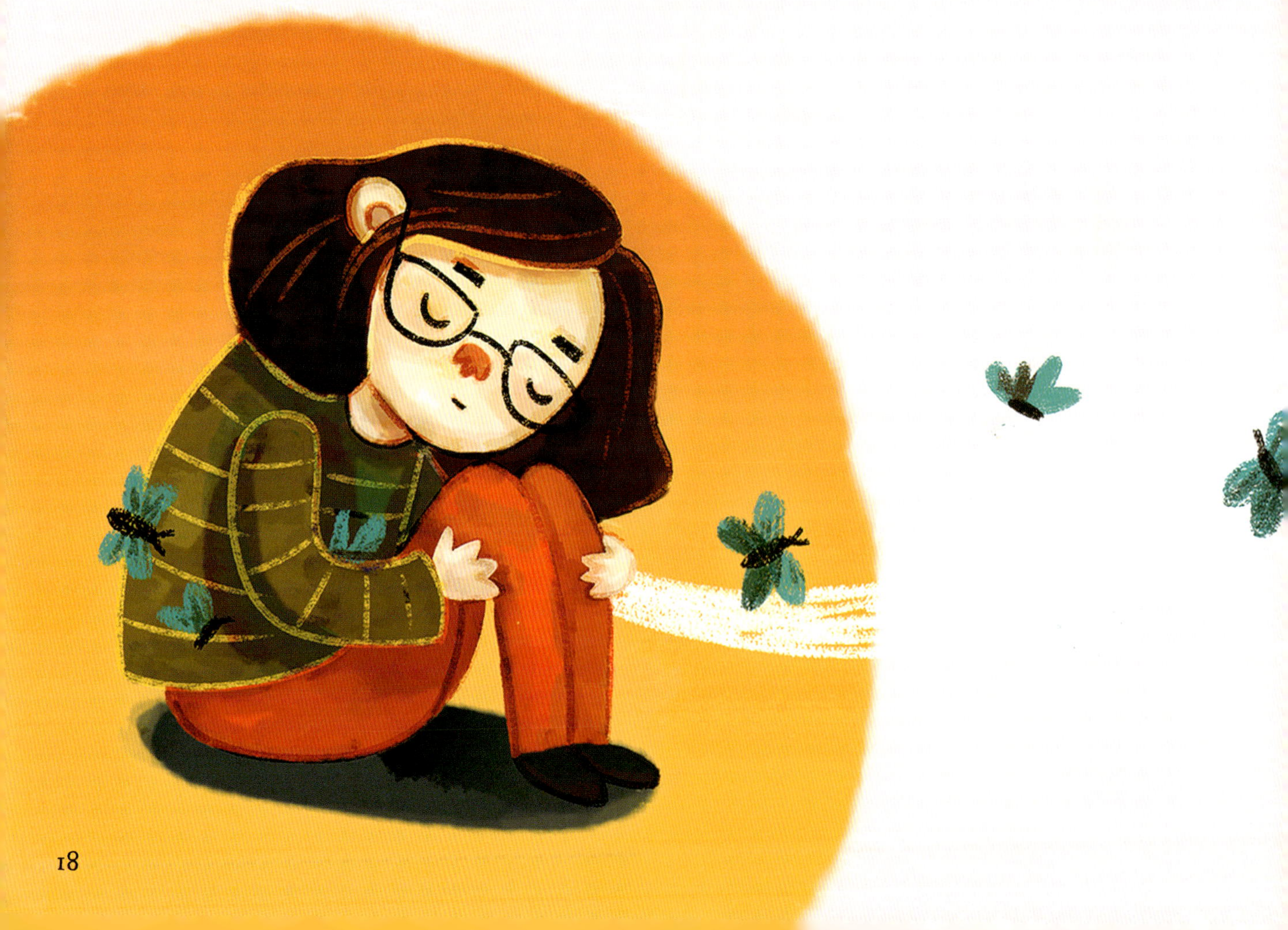

A minha cabeça só pensava no que poderia
acontecer: “E se não gostarem de mim?
Se me acharem chata? Se zoarem os meus óculos,
o meu cabelo ou até mesmo a minha roupa?”

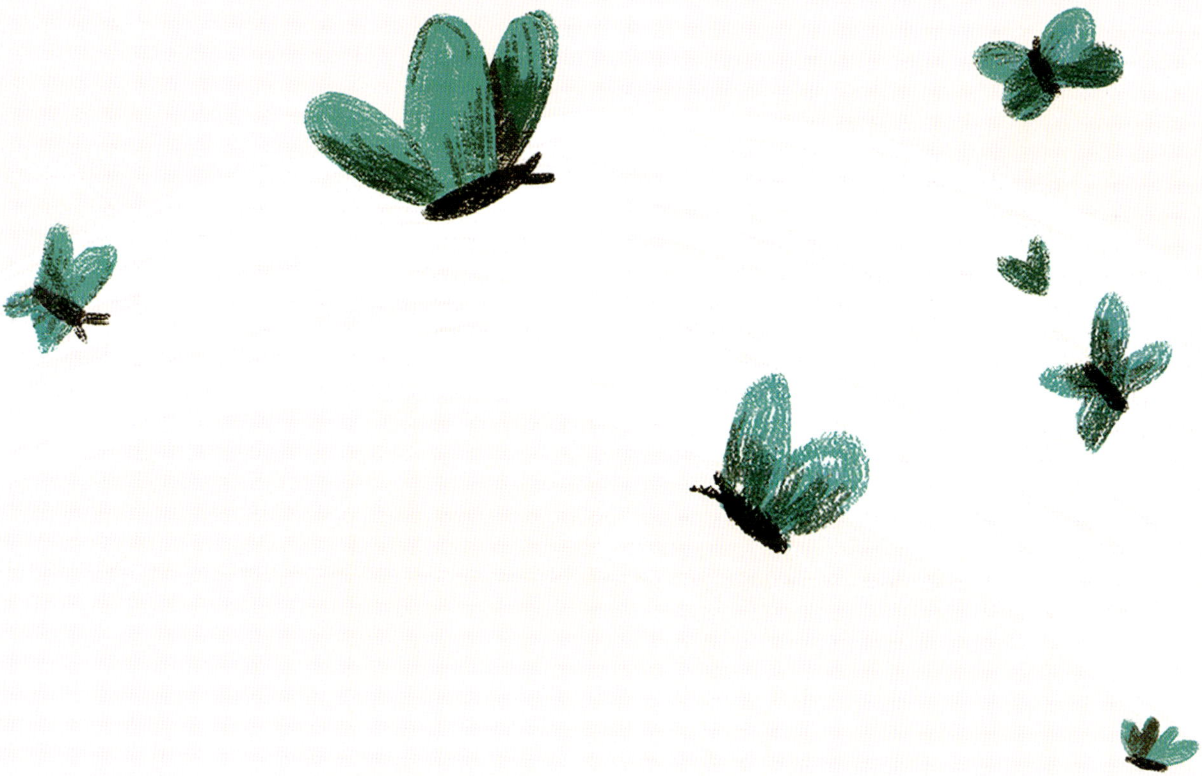

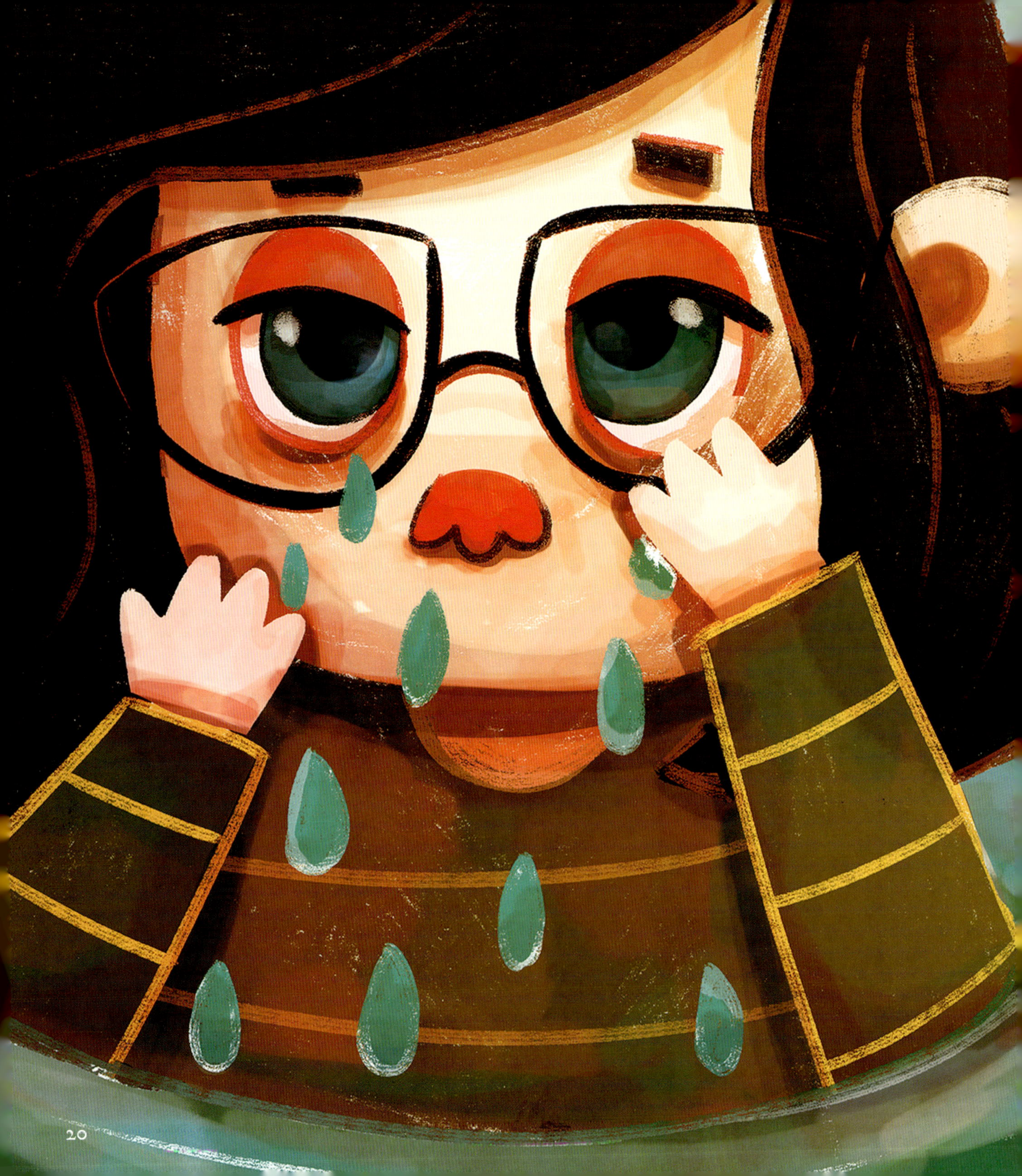

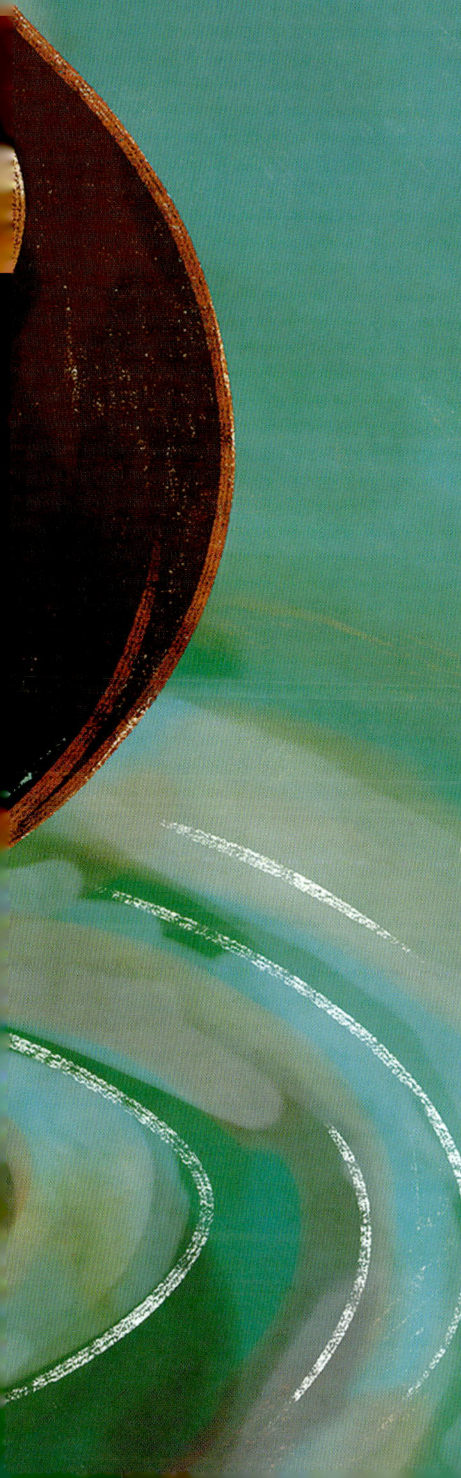

Foi aí que comecei a chorar e a tremer.

Nesse momento mamãe ficou muito irritada e disse não entender o que havia comigo. Eu não quis contar a ela o que havia acontecido na escola — apenas disse que estava sentindo coisas estranhas e pedi para ligarmos para a vovó me buscar. Ela aceitou.

Para minha sorte, vovó morava pertinho e chegou bem rápido. Vovó sempre foi muito atenciosa e carinhosa. Ela diz que envelhecer traz sabedoria.

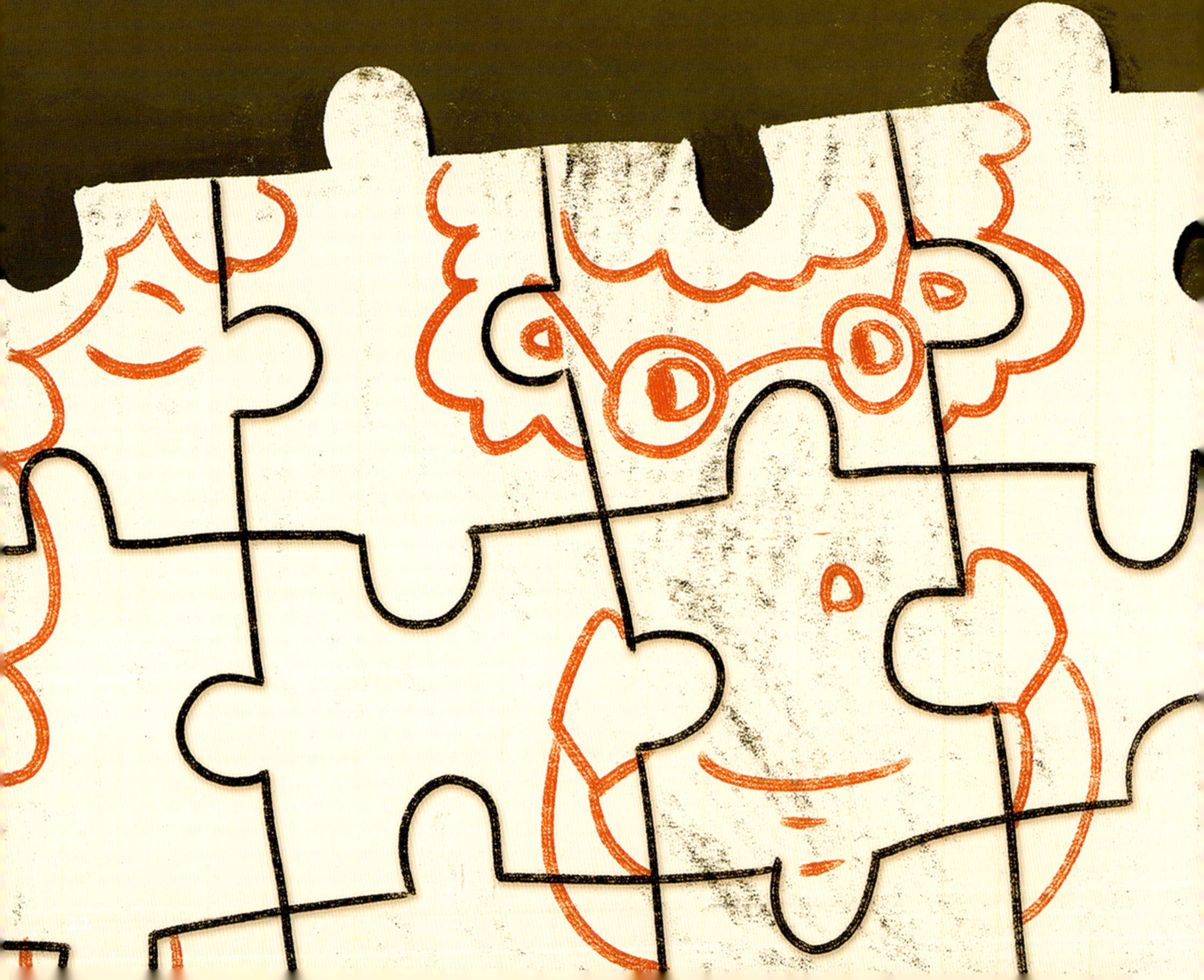

Quando chegamos à casa da vovó, já me sentia bem melhor. Ela me fez um chocolate quente e me colocou no colo, e todas aquelas coisas estranhas foram embora.

Acabei adormecendo no sofá, mas pude ouvir quando mamãe chegou. Ouvi também sua conversa com a vovó, dizendo a ela que não me entendia, que eu já estava estranha há dias, e que sempre gostei de festa e passeios.

Nesse momento meu coração acelerou novamente.

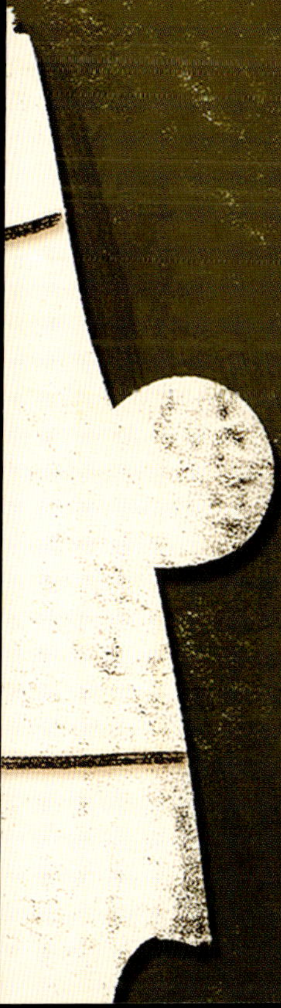

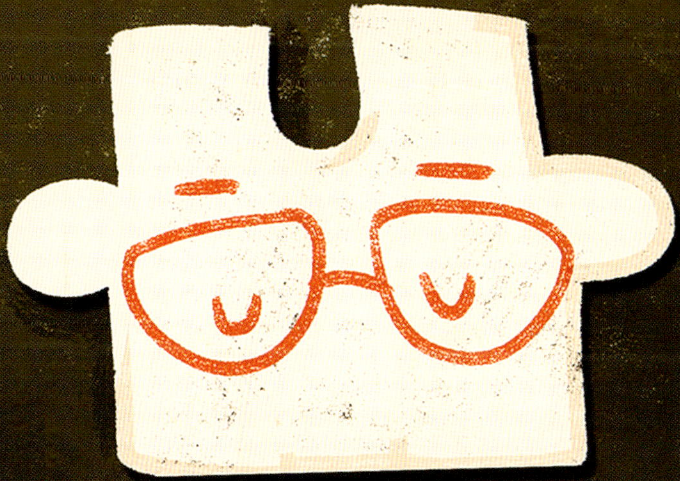

Há um tempo venho
percebendo isso, que sou um
incômodo para a mamãe.

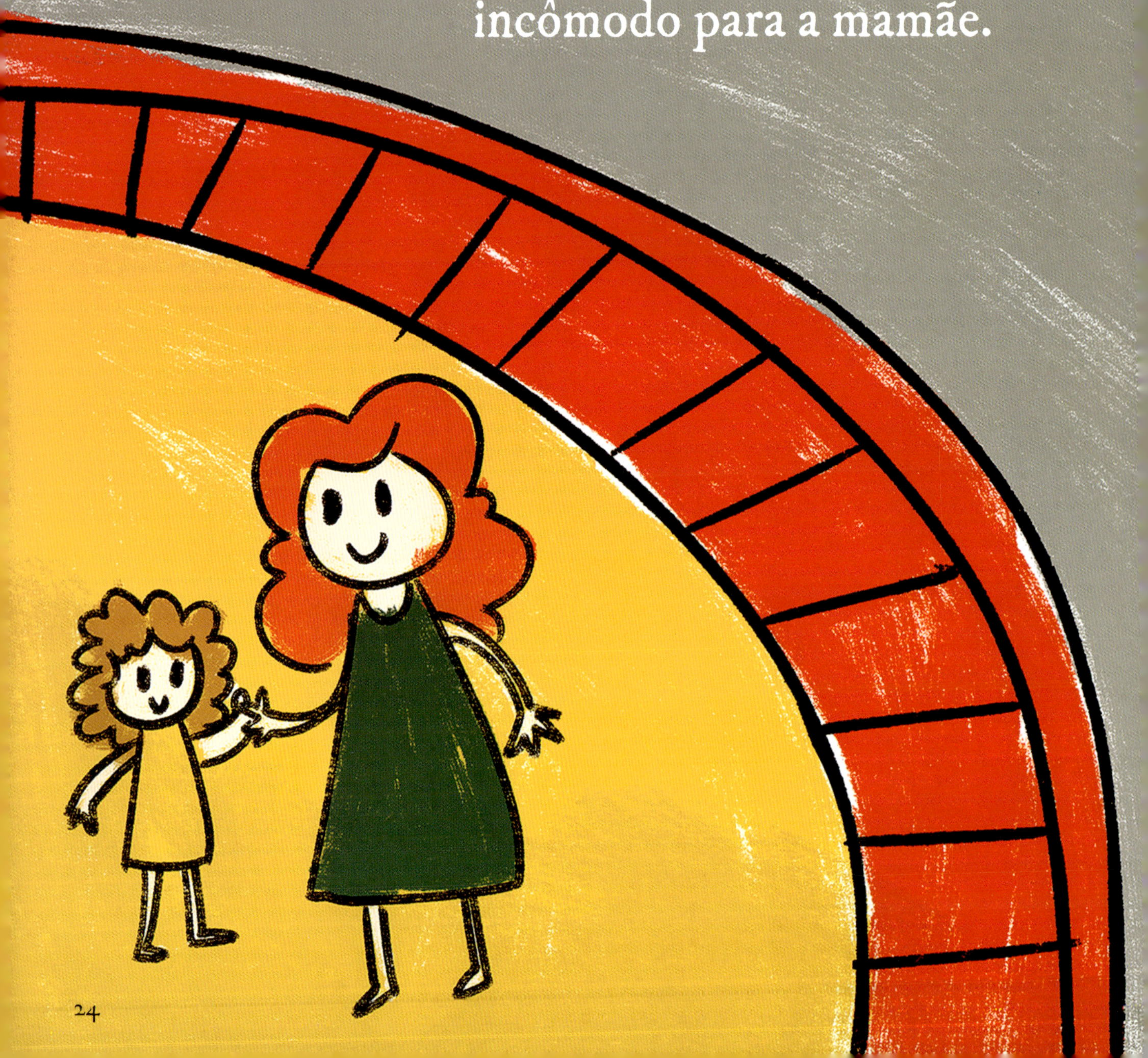

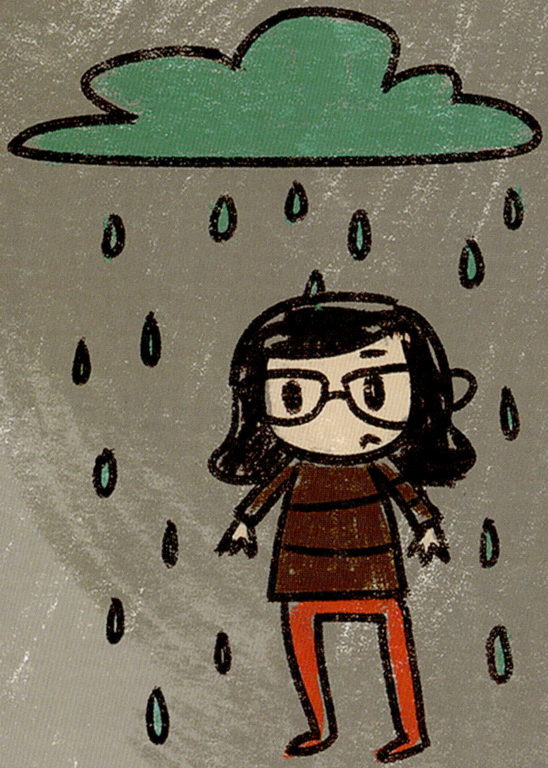

Dou muito trabalho, sou estranha,
gasto muito dinheiro e sou uma
ingrata, como ela mesma diz.

Às vezes ela até me compara com a vizinha.

Chego a pensar que não sou boa em
nada, pois sempre a Mariazinha é
melhor aos olhos da mamãe.
Sei que ela não faz por mal
e só quer o meu melhor, mas...

Eu não conseguia parar de pensar em como estou atrapalhando a mamãe e o peso que eu sou.

Ela já tem muitos problemas me criando sozinha.

Precisava dar um jeito nisso.

Chegando em casa, fiz todo o meu planejamento: iria embora no dia seguinte. Mamãe precisava ser feliz.

Na minha mochila, coloquei somente o necessário: revistas em quadrinhos, alguns biscoitos, água e meu cobertor.

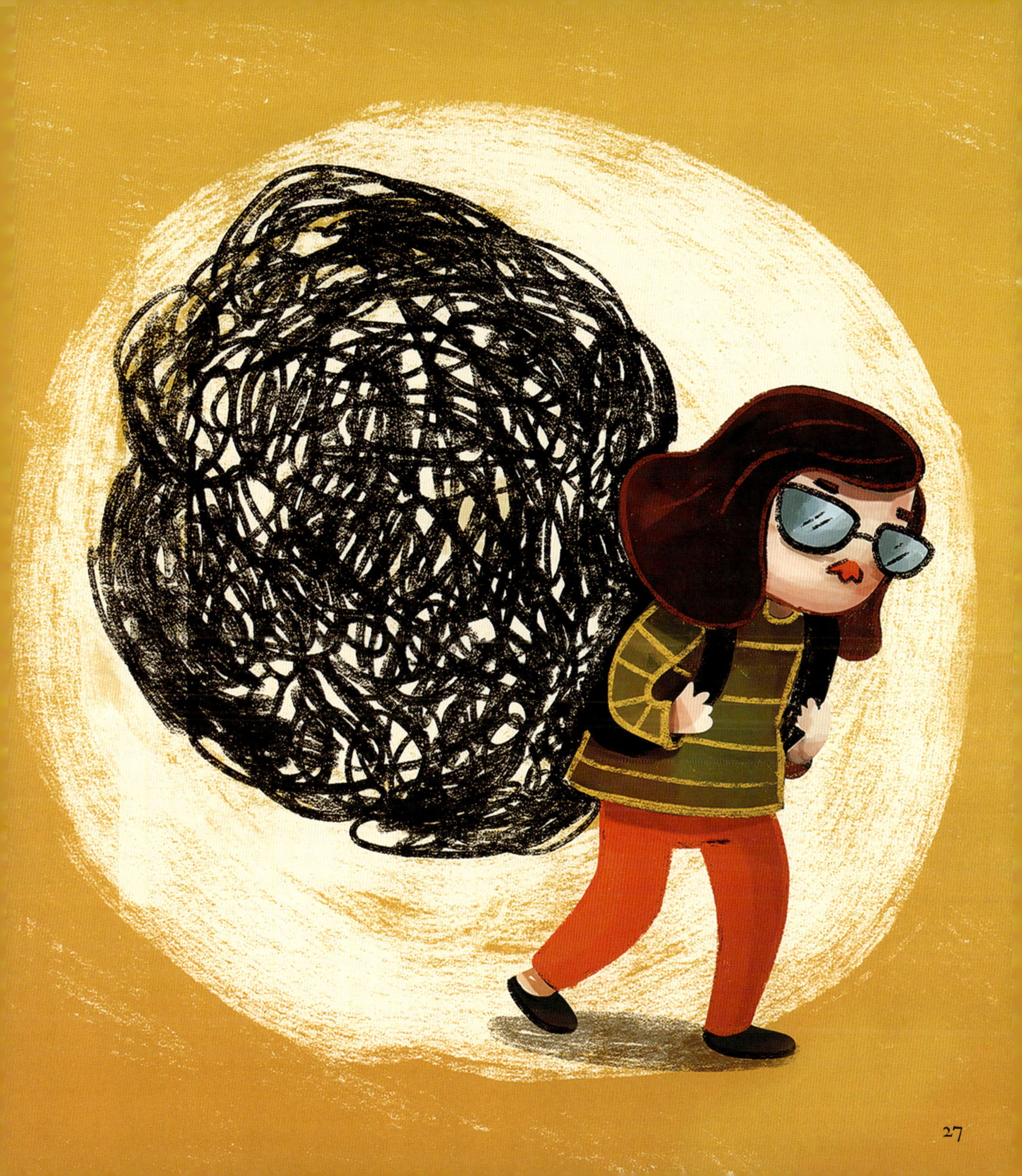

Enquanto mamãe fazia o almoço,
saí de fininho, sem fazer barulho.

No quintal, temos uma
casa na árvore.

Há muito tempo que não vou lá, e
por isso seria uma casa perfeita.
A mamãe não me procuraria nela,
já que faz muito tempo que não me
interesso em brincar lá.

Subi com cuidado para não
fazer nenhum barulho.
Para minha sorte, a casinha
estava bem cuidada,
pois sempre a mantemos
trancada.

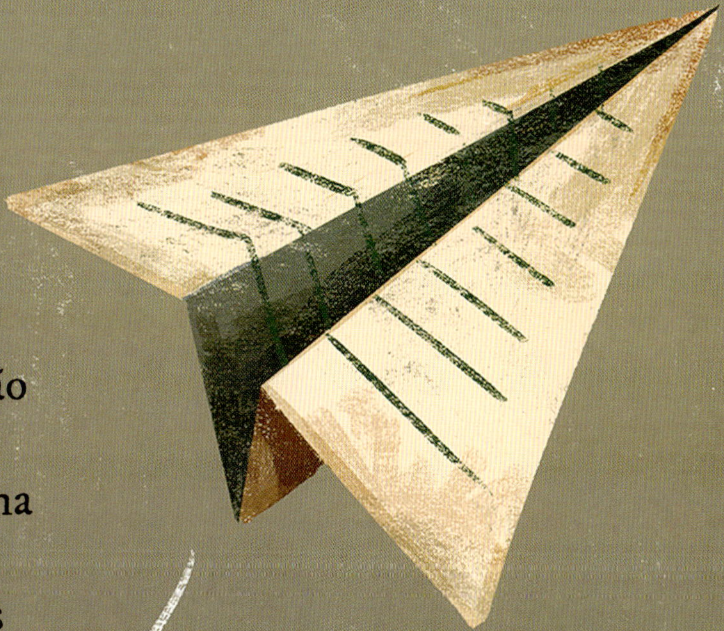

Eu já havia me
esquecido da
quantidade de coisas
que eu guardava aqui, e
de como era bom passar
as tardes sozinha na
minha árvore.

Da janela, podia ver a cozinha. Então seria fácil buscar comida e usar o banheiro sem que a mamãe visse. Observei-a fazendo o almoço, até que ela me chamou e saiu da cozinha. Provavelmente foi até o meu quarto, e pelo grito que deu, já deve ter achado meu bilhete de despedida:

Querida mamãe,

Percebo que ando te deixando preocupada com a minha "estranhice". Por isso decidi sair para que seja feliz. Eu sei como dou trabalho, e você já tem muitos problemas. Obrigada por me criar com tanto amor.

Eu te amo,
Aurora.

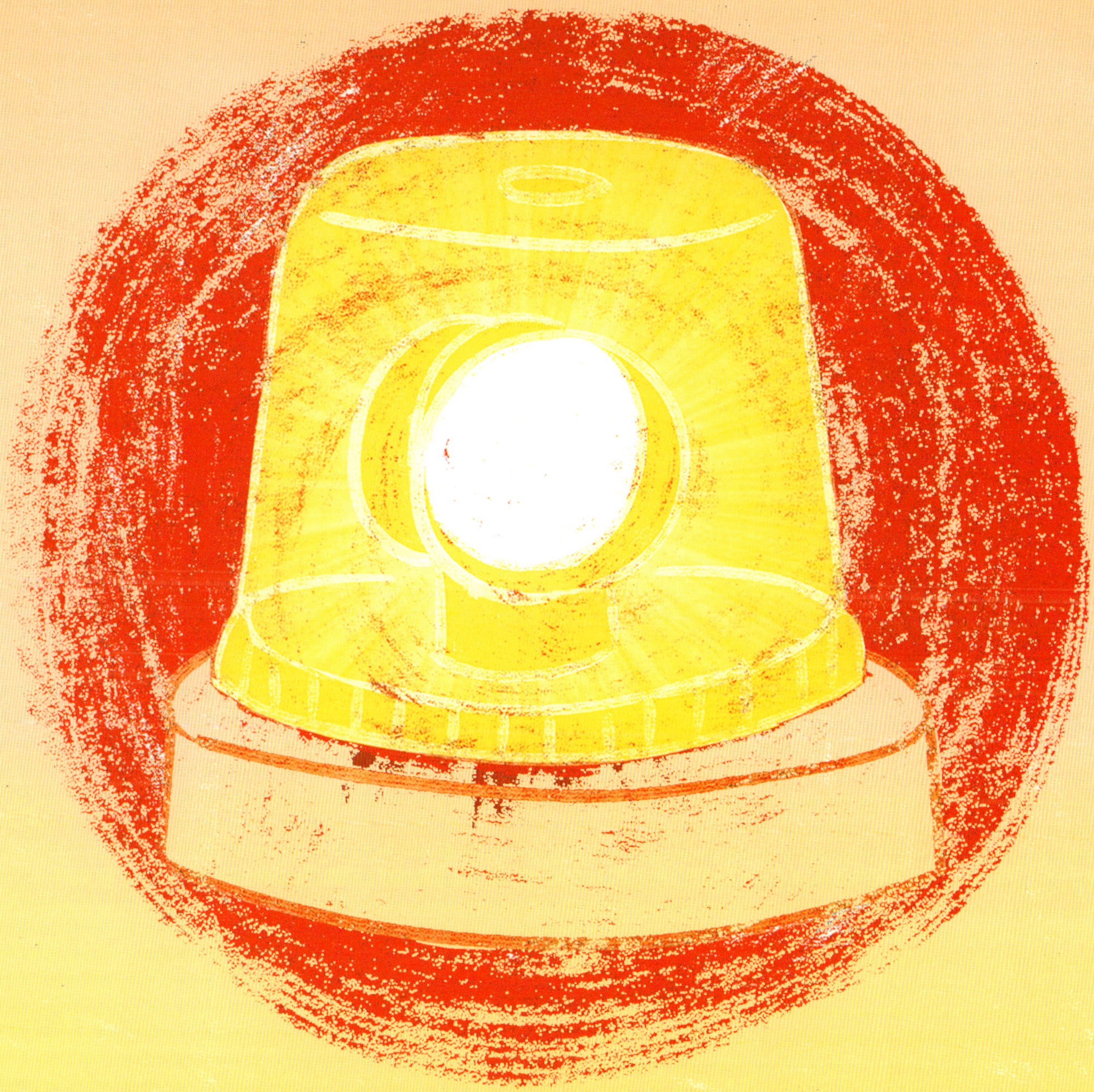

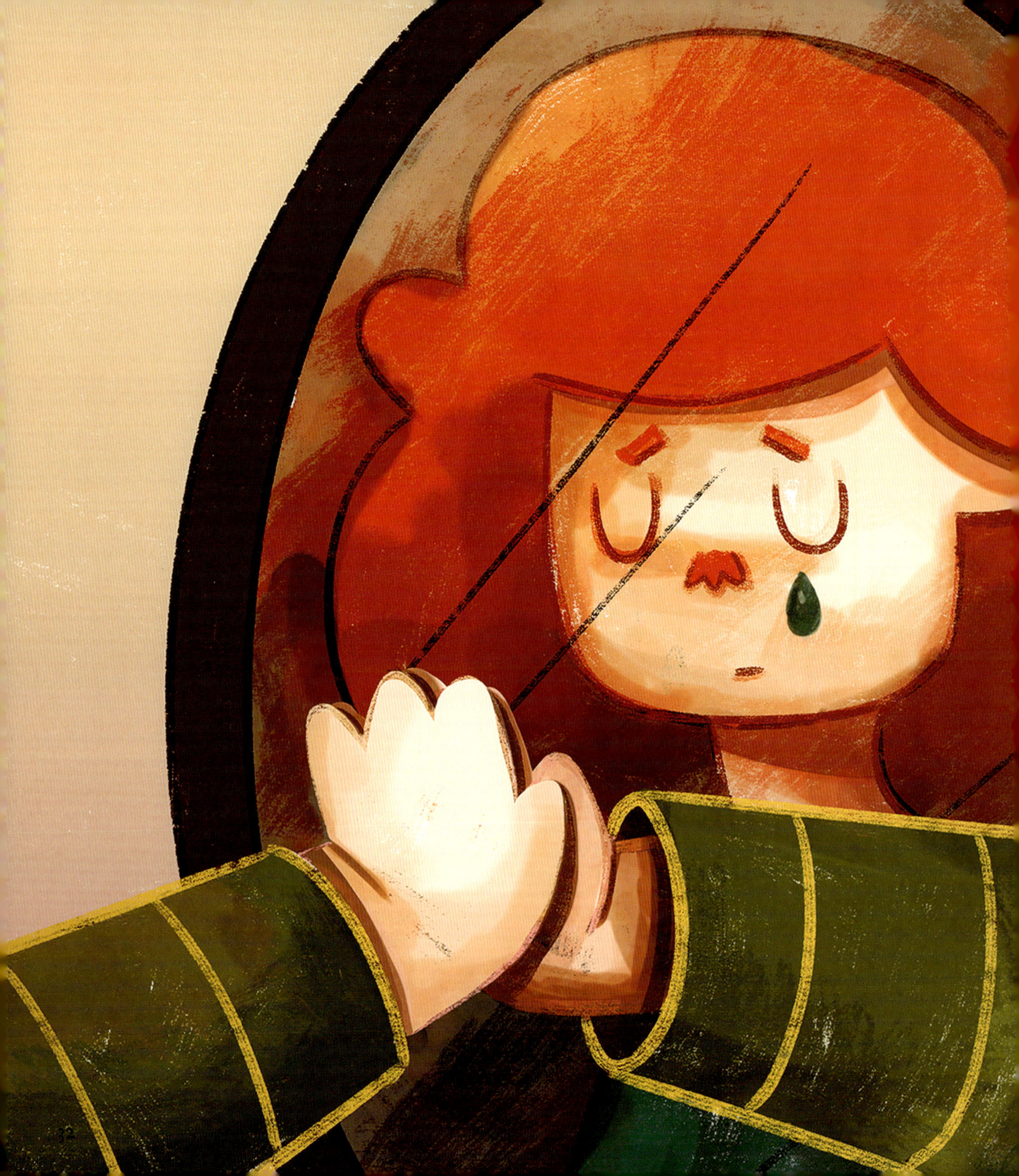

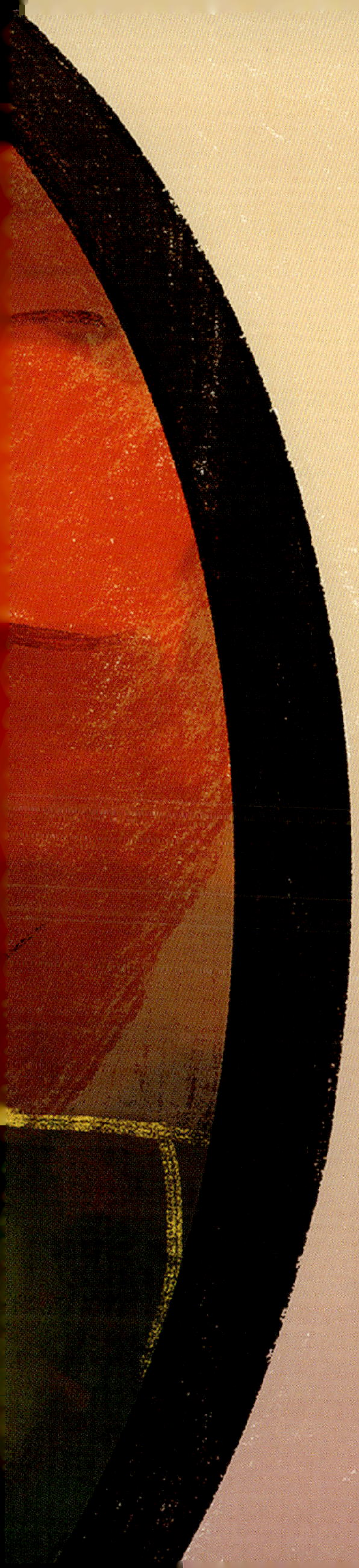

Vi que ela estava furiosa quando saiu no quintal com o celular na mão. Provavelmente estava falando com a vovó. Ela saiu em seguida; acho que iria me procurar no bairro. Sei que ela ficou muito brava, mas seria melhor, pois dou muito trabalho.

Estava muito cansada e acabei cochilando. Só acordei quando vi umas luzes fortes na janela.

Quando olhei para fora, vi um carro de polícia, e mamãe chorando.

Vi também o papai. Ele que foi esperto:
"se mandou" quando fiz quatro anos.

Disse que ele e a mamãe já não se amavam como antes, mas que continuamos a ser uma família.

Desde então, eu o vejo a cada quinze dias,
mas sei que ele já sabia que não valia a pena,
que eu iria dar muito problema.

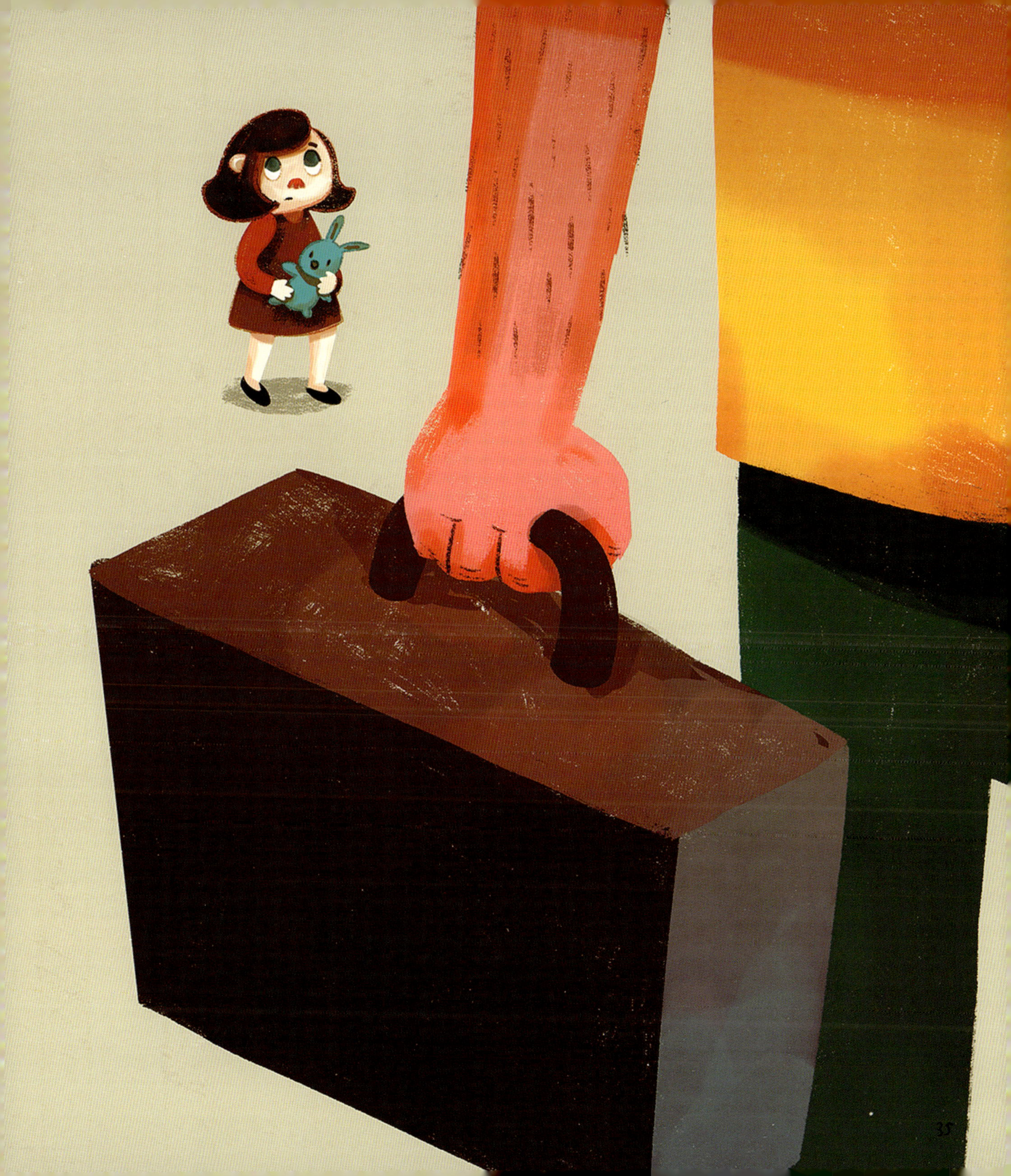

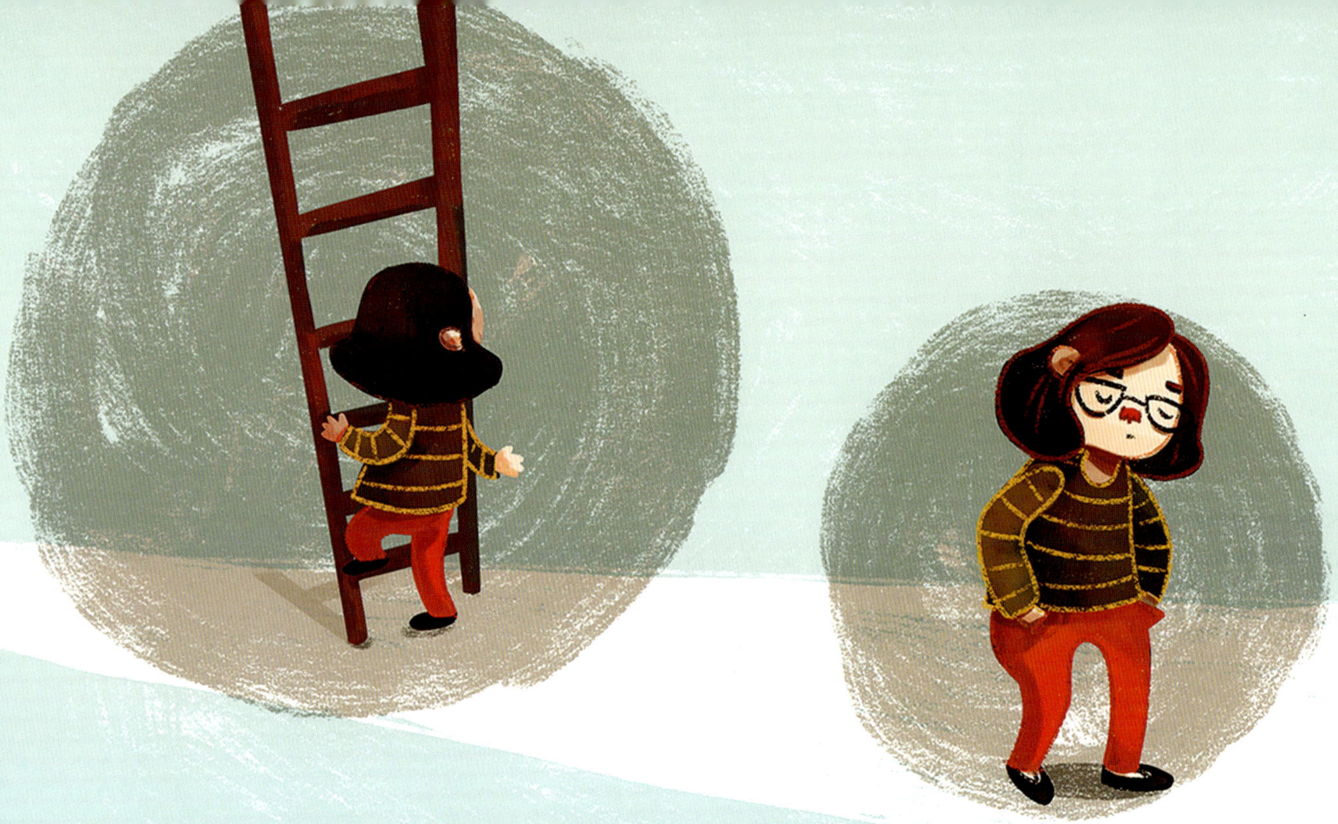

Após todos irem embora, vi mamãe sentada no quintal, chorando. Foi aí que percebi que o que fiz foi muito errado e não a deixou mais feliz.

Ela estava com dificuldade de respirar, tremia e suava. Eu sabia exatamente o que ela estava sentindo, pois também me sentia assim.

Foi aí que decidi descer da árvore e abraçá-la. Com um susto, ela olhou para mim e começou a chorar mais ainda. Perguntou onde eu estava.

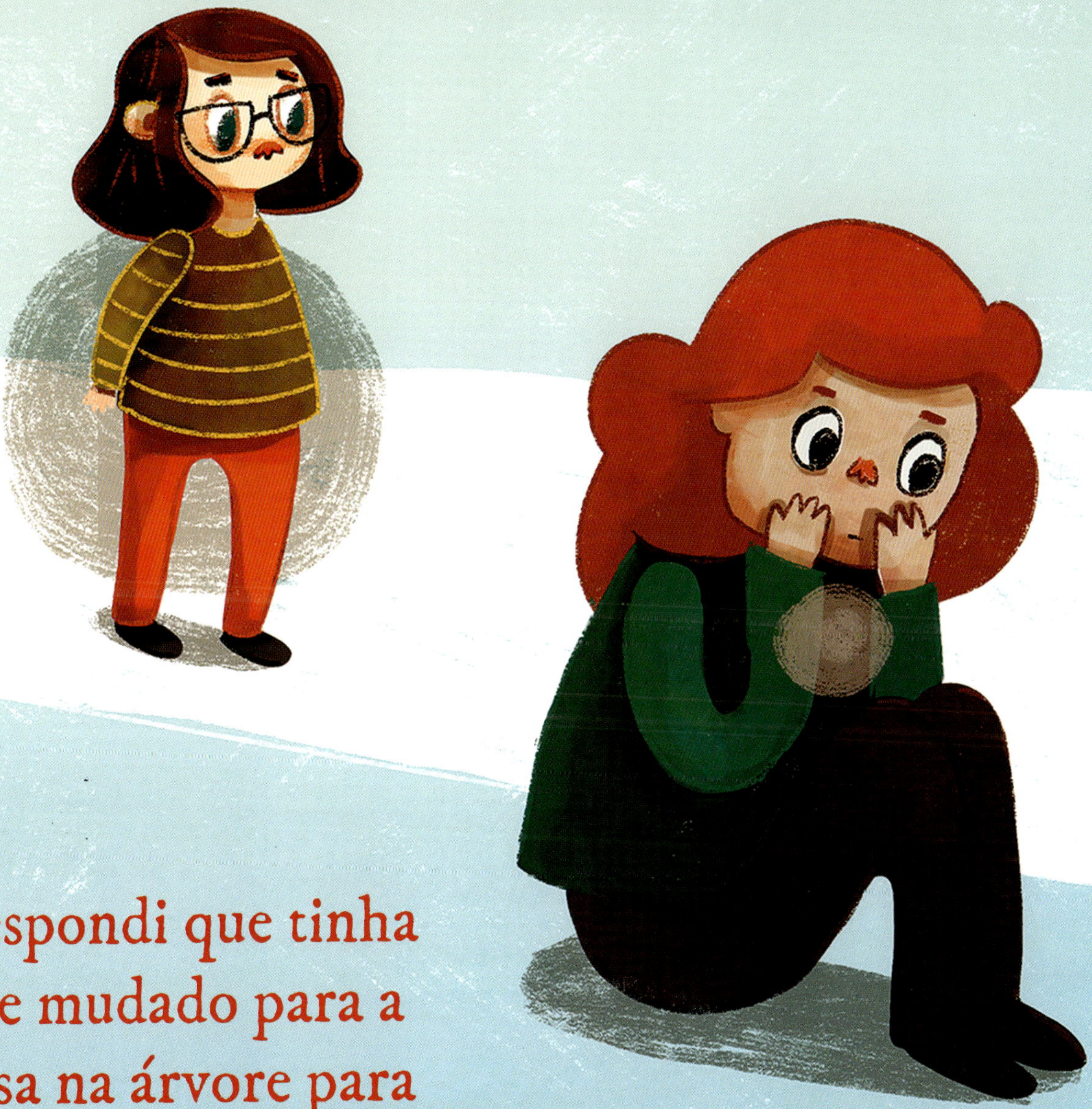

Respondi que tinha me mudado para a casa na árvore para não ser mais um problema para ela.

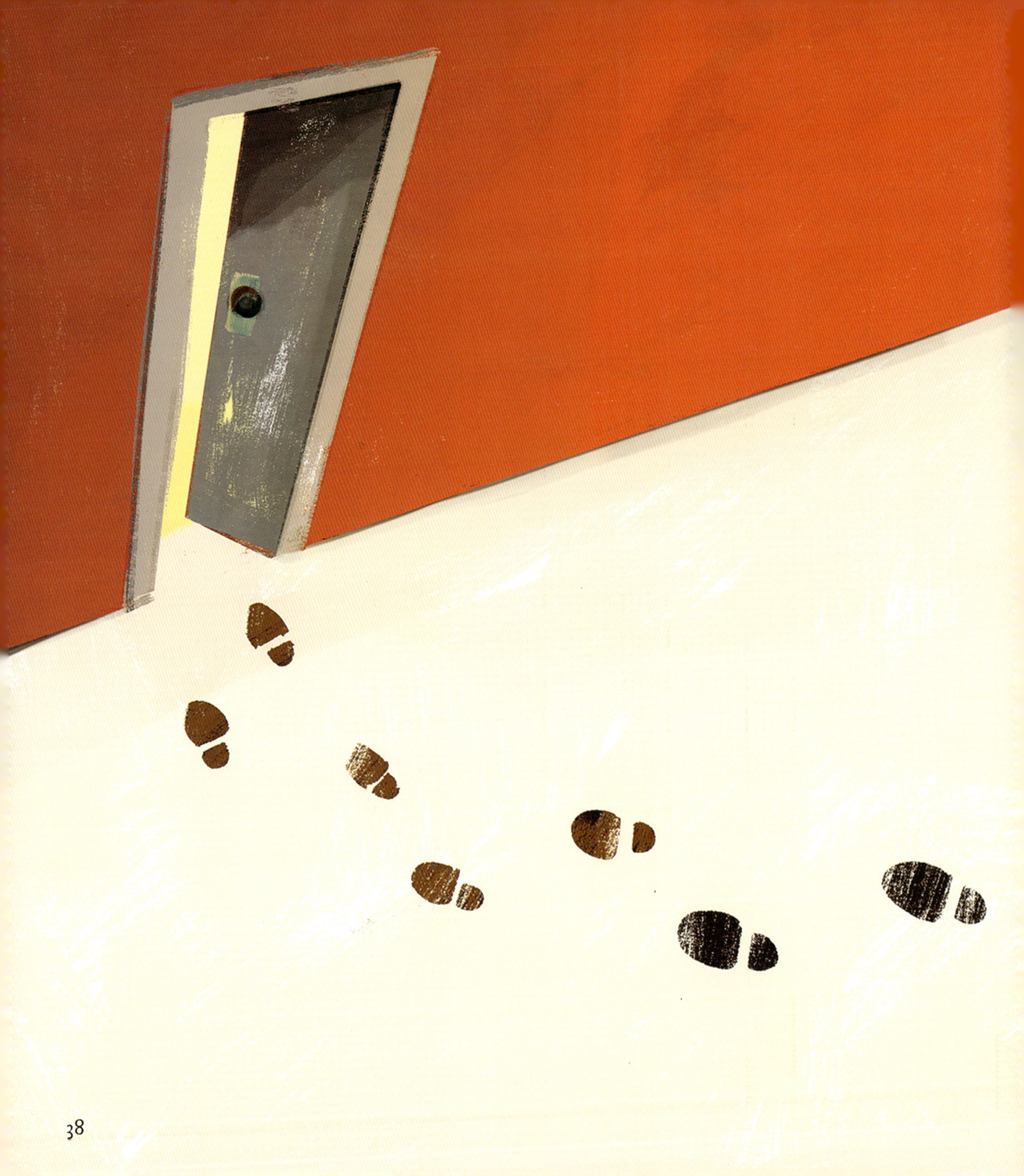

Nesse momento ela perguntou se eu imaginava o que ela havia sentido, e eu disse que sim, pois sentia o mesmo quase todos os dias, mas que mamãe me achava estranha quando isso acontecia.

Ela me abraçou mais forte agora.

Depois de resolver toda essa confusão e mamãe ter avisado a todos que eu havia aparecido, deitamos na cama e ficamos abraçadas. A única coisa que ela falou foi que estava feliz por eu estar bem, junto com ela, e que amanhã iríamos a um lugar onde uma pessoa poderia me ajudar.

No dia seguinte, assim que levantamos, mamãe preparou o café, e fomos ao lugar misterioso de que ela falou. Chegando lá, encontramos uma moça que parecia muito legal. Ela me chamou para brincar e conversar na sala dela.

A sala era incrível, cheia de brinquedos e jogos. Ela me disse que era uma psicóloga, e que lá eu poderia ficar à vontade.

Eu me senti muito bem e falei para ela exatamente o que sentia.

Ela me explicou que muitas vezes a nossa ansiedade pode trazer essas sensações ruins, e que para melhorar, era bom conversar.

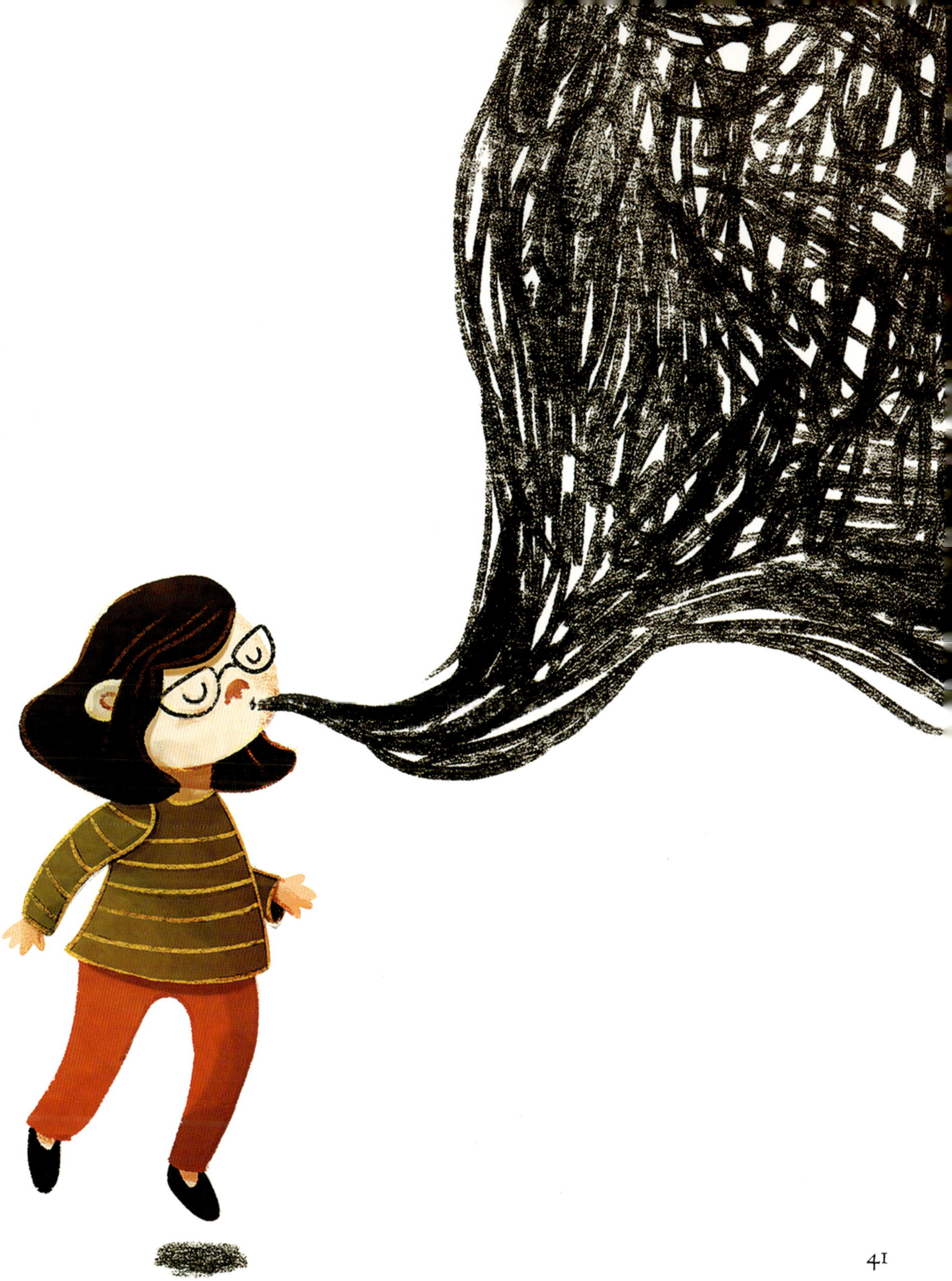

Em seguida ela saiu da sala e me deixou brincando enquanto foi conversar com a mamãe. Eu estava mais aliviada de poder contar para alguém o que estava acontecendo, e ser realmente entendida.

Chegando em casa, mamãe me chamou para sentar na sala para conversarmos.

Ela me disse que o que fiz foi muito errado, pois poderia ter me machucado. Explicou também que não sou e nunca fui um peso para ela; pelo contrário, eu era a sua alegria. Agora ela quer estar mais aberta a me ouvir e acolher. Pediu desculpas por estar sempre tão ocupada, mas ela fazia isso para poder me dar o melhor.

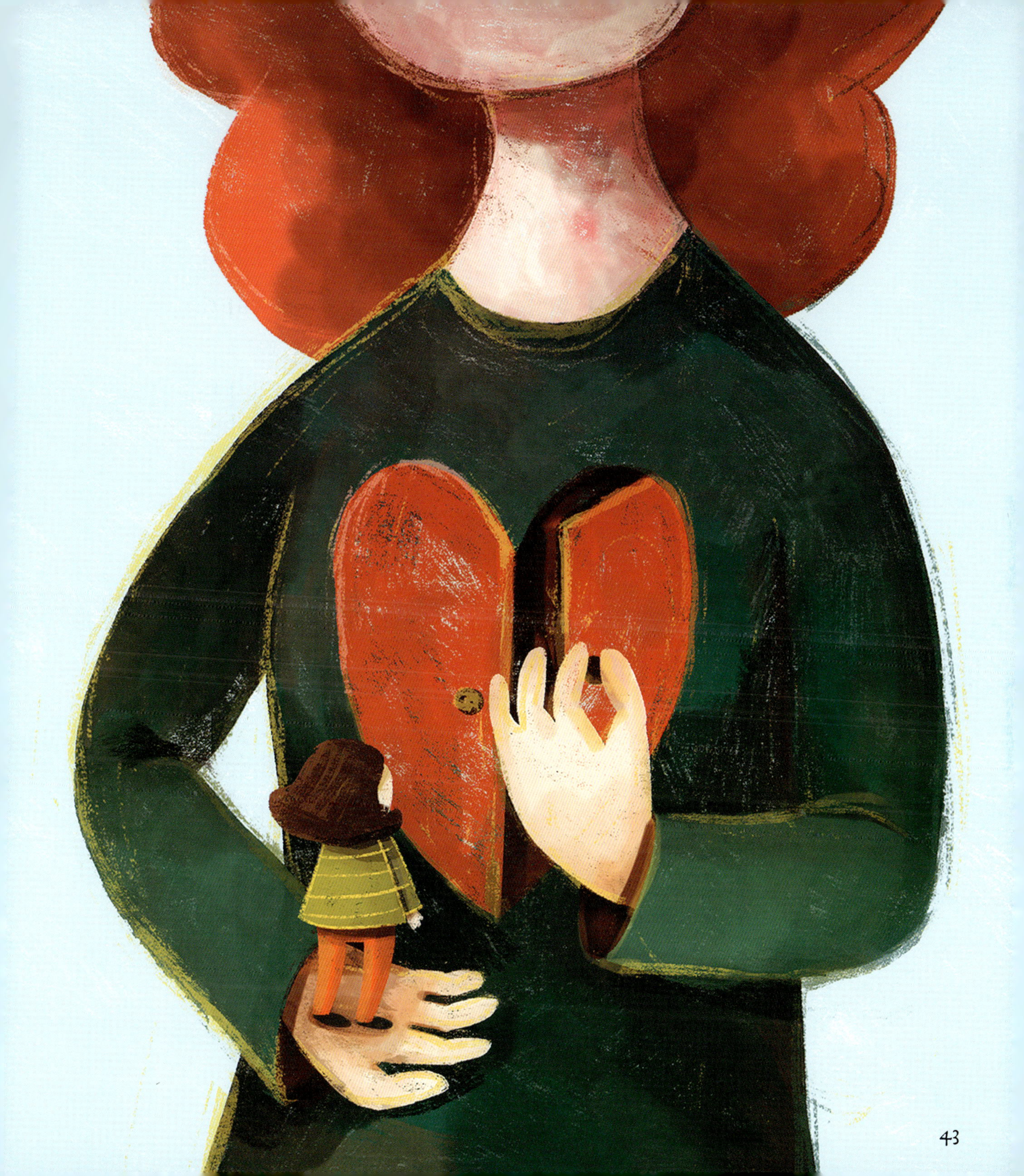

Foi muito bom poder falar sobre tudo isso com a mamãe; me sinto mais segura.

Ah, e antes que eu me esqueça, contei a ela o que havia acontecido na escola com o Pedro.

Ela me disse que iria conversar com a mãe dele para resolvermos a situação.

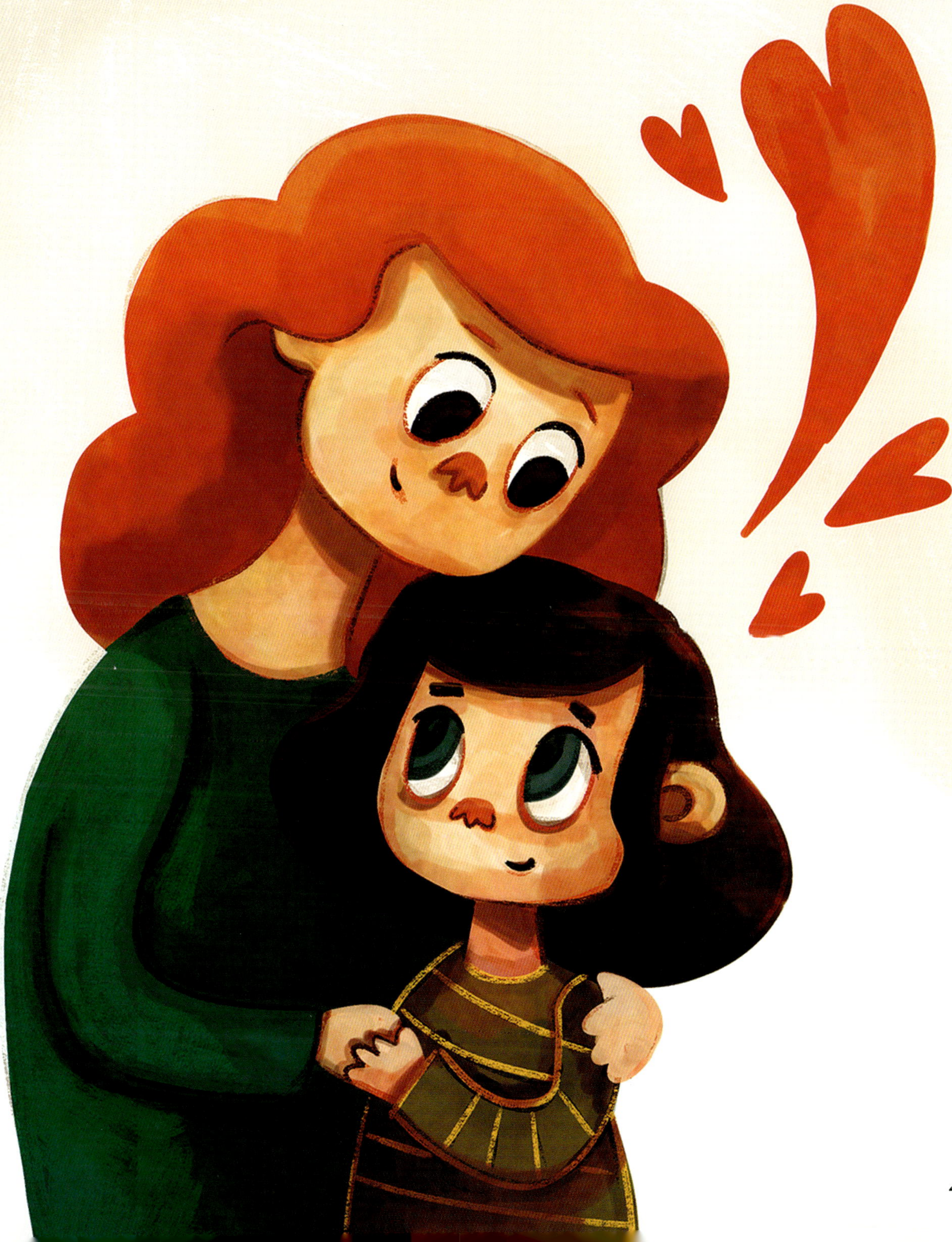

Antes de me despedir, vou te ensinar algumas coisas que a minha psicóloga me ensinou:

— Ansiedade é algo natural do ser humano, mas, quando exagerada, pode nos fazer mal. Por isso, busque sempre conversar sobre seus sentimentos;

— Busque confiar no papai e na mamãe para contar as situações que incomodam, não importa o que seja;

— Se uma crise acontecer, lembre-se sempre de respirar devagar, puxando ar pelo nariz e soltando pela boca, bem devagarinho;

— Todo mundo pode passar por momentos de ansiedade elevada. Por isso, papai e mamãe, não deixem de procurar um profissional;

— Se a mamãe e o papai não levarem a sério, converse com alguém de confiança, seja um parente, amigo ou professor;

— Leve sempre a sério os sentimentos das pessoas, pois só podemos falar do que sentimos, e não devemos julgar o que o outro sente.

— O papai e a mamãe podem parecer muito ocupados, mas sempre terão um tempinho para você. Se isso não acontecer, converse com eles, pois o diálogo é a melhor forma de resolver os problemas, e fugir pode ser muito perigoso.

A ilustradora

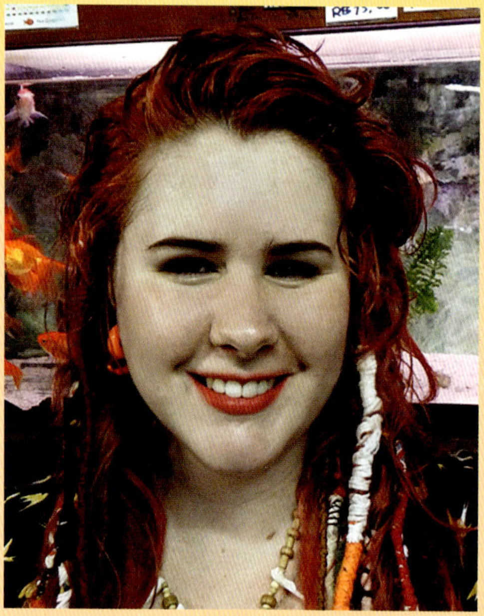

Thaio Conde é natural de Belo Horizonte-MG e formada em Design de Ambientes pela UEMG. No curso de Design, começou a se especializar aprendendo técnicas de ilustração, concept art e modelagem em cursos oferecidos pela Faculdade de Design, também na UEMG. Desde pequena, sempre desenhou e escreveu poesias e encontrou na literatura uma oportunidade de juntar as duas coisas que mais ama fazer!

A autora

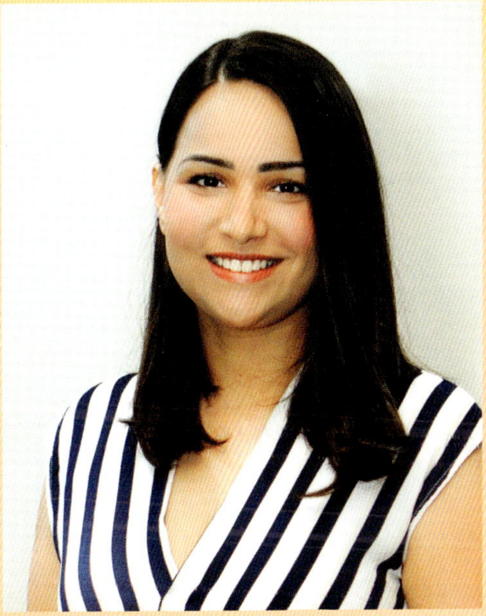

Luiza Graziela é nascida em Matupá-MT e mora hoje em Nova Esperança-PR. É psicóloga especialista em intervenção em crises e prevenção de suicídio. Atua em clínica com o público infantojuvenil. Como mãe e profissional, vê a necessidade de trabalhar intensamente a educação emocional, autonomia e empoderamento infantil. Você consegue encontrá-la nas redes sociais como Psicóloga Luiza Graziela, onde leva informação e conhecimento aos pais, transformando a criação dos filhos em algo mais leve.